LOW

Dieta A Basso Contenuto Di Carboidrati Con Piano Nutrizionale
(Colazione, Pranzo E Cena Ricette Dietetiche Low Carb)

Cesio Piccio

Traduzione di Daniel Heath

© **Cesio Piccio**

Todos os direitos reservados

Low Carb: Dieta A Basso Contenuto Di Carboidrati Con Piano

Nutrizionale (Colazione, Pranzo E Cena Ricette Dietetiche

Low Carb)

ISBN

TERMINI E CONDIZIONI

Nessuna parte di questo libro può essere trasmessa o riprodotta in alcuna forma, inclusa la forma elettronica, la stampa, le fotocopie, la scansione, la registrazione o meccanicamente senza il previo consenso scritto dell'autore. Tutte le informazioni, le idee e le linee guida sono solo a scopo educativo. Anche se l'autore ha cercato di garantire la massima accuratezza dei contenuti, tutti i lettori sono avvisati di seguire le istruzioni a proprio rischio. L'autore di questo libro non potrà essere ritenuto responsabile di eventuali danni accidentali, personali o commerciali causati da un'errata rappresentazione delle informazioni. I lettori sono incoraggiati a cercare l'aiuto di un professionista, quando necessario.

INDICE

Parte 1 1

Cos'è Esattamente Una Dieta A Basso Contenuto Di Carboidrati? 2

Colazione A Basso Contenuto Di Carboidrati 4

Frittate 6

Uova Strapazzate 10

Altre Opzioni Per Una Colazione A Basso Contenuto Di Carboidrati 13

Involtini Di Lattuga 16

Insalate 18

Altre Opzioni Per Un Pranzo A Basso Contenuto Di Carboidrati 21

Ai Ferri 25

Al Forno 29

Ai Fornelli 32

Diritti D'autore 34

Parte 2 36

Introduzione 37

Capitolo 1. Ricette "Flash" A Base Di Maiale A Basso Contenuto Di Carboidrati 1-7 40

Cavolo E Maiale Al Forno 40

Lasagna Senza Pasta 42

Fagioli Cannellini & Maiale 44

Cordon Blue Di Maiale In Casseruola 46

Carciofi & Maiale 48

Maiale In Padella Con Patate Dolci 50

Funghi & Maiale In Casseruola 52

Capitolo 2. Cena "Flash" A Base Di Manzo A Basso Contenuto Di Carboidrati 8-13 54

Zucca Ripiena In Casseruola 54

Bistecca In Adobo & Verdure Miste 57

Manzo Al Curry Piccante 59

Petto All'Italiana 61

Pizza Di Carne 63

Fajita Hawaiane 65

Capitolo 3. Ricette "Flash" A Base Di Pollo A Basso Contenuto Di Carboidrati 14-19 67

Pollo Al Curry 67

Pollo & Carciofi In Casseruola 70

Pollo Agli Agrumi 72

Spinaci Freschi Alla Fiorentina & Pollo 74

Pollo Alle Arachidi & Jalapeño 76

Pollo All'Aglio E Sesamo 78

Capitolo 4. Ricette "Flash" Di Zuppe E Stufati A Basso Contenuto Di Carboidrati 20-25 80

Pozole Di Pollo Piccante 80

Pollo Al Chili 82

Zuppa Di Pollo Al Limone 84

Zuppa Di Gorgonzola E Pomodoro 86

Stufato Di Salsicce Di Chorizo 88

Bisque Cremosa Di Zucca 90
Conclusioni 92

Parte 1

Cos'è esattamente una dieta a basso contenuto di carboidrati?

Una dieta a basso contenuto di carboidrati elimina la maggior parte dei carboidrati dai tuoi pasti. Molti cibi considerati ad alto contenuto di carboidrati fanno parte di frutta e verdura amidacei cosi come molti cereali.

Iniziare una dieta a basso contenuto di carboidrati non solo ti aiuterà a perdere peso velocemente, ma in generale sarà utile per la salute. Mangiare cibi a basso contenuto di carboidrati ti aiuterà a ridurre il rischio di diabete, oltre che a perdere peso.

Durante una dieta a basso contenuto di carboidrati, cerca di stare alla larga da ogni cibo preconfezionato. Ci sono molti produttori che aggiungono un sacco di farina e zucchero ai loro prodotti, e, durante una dieta a basso contenuto di carboidrati, il tuo scopo è di evitare l'assunzione di troppi zuccheri e farine.

Avere meno carboidrati nella nostra dieta, ci aiuta a bruciare i grassi immagazzinati e ciò è proprio quello che ci aiuta a dimagrire. Quando inizi una dieta a basso contenuto di carboidrati per la prima volta, dovresti farti strada gradualmente nella riduzione dei carboidrati. Quindi, durante la prima settimana, consuma solamente 50 grammi di carboidrati al giorno. La seconda settimana, solo 40 grammi. Se continui la dieta per un mese, ogni settimana riduci di 10 grammi l'ammontare dei carboidrati.

Durante una dieta a basso contenuto di carboidrati, cerca di consumare molte proteine. Ciò accelererà il tuo metabolismo e facendo ciò, si ridurrà il tuo appetito. In questo modo non ti verrà molta fame tra un pasto e l'altro. Durante una dieta a basso contenuto di carboidrati, concentrati nel mangiare queste fonti di proteine: uova, carne, pesce e pollame.

In questo libro troverai il conteggio dei carboidrati e le calorie per ogni pasto. Durante una dieta a basso contenuto di carboidrati, è importante tenere i livelli di carboidrati bassi, ma devi pure fare attenzione a quante calorie stai ingerendo.

Colazione a basso contenuto di carboidrati

Di sicuro avrai già sentito che la colazione è il pasto più importante della giornata. Fai in modo di assumere abbastanza proteine a colazione, questo ti darà tanta energia da farti andare avanti per tutta la giornata. Ricorda di evitare pane e granaglie, non mangiare troppa frutta, ed evita assolutamente ogni piatto a base di patate a colazione.

Ecco una lista di diversi piatti da mangiare a colazione durante una dieta a basso contenuto di carboidrati e calorie:

Frittate

- 3 uova
- 50 g di spinaci freschi
- 50 g di funghi affettati
- Un cucchiaio di feta sbriciolata

Inizia scottando gli spinaci ed i funghi in una padella. In un'altra padella versa le uova sbattute e quando sono quasi pronte, versa gli spinaci ed i funghi al centro. Ripiega le uova, sovrapponendo un angolo all'altro. Spargi la feta sbriciolata sulla frittata una volta tolta dal fuoco.

<u>Totale Carboidrati: 2.7 g</u>
<u>Totale Calorie: 259</u>

- 3 uova
- 50 g di tacchino tritato
- 2 cucchiai di cipolla a dadini
- 2 cucchiai di peperoni a dadini

Cuoci insieme in una padella il tacchino tritato, le cipolle ed I peperoni.
Nel frattempo sbatti le uova e cuocile in una padella a parte. Quando sono quasi pronte, aggiungi il misto di tacchino, peperoni e cipolla e ripiega le uova sovrapponendo un angolo all'altro.
Totale Carboidrati: 6.4 g
Totale Calorie: 347.8

- 2 uova
- 1 albume d'uovo
- 50 g di broccoli già cotti
- 50 g di formaggio svizzero grattugiato

Versa le uova sbattute nella padella, spargi sopra il formaggio e quindi aggiungi i broccoli. Quando le uova sono sono quasi completamente cotte, ripiega un angolo della frittata sull'altro.

Totale Carboidrati: 5.9 g
Totale Calorie: 278

- 2 uova
- 1 albume d'uovo
- 3 foglie di basilico tritate
- 2 cucchiai di pomodori a dadini
- 2 cucchiai di cipolla a dadini

Sbatti le uova in una ciotola. Cuocile in padella per due minuti. Quando le uova sono quasi pronte, aggiungi I pomodori e la cipolla al centro. Cuoci per altri due minuti o fino a quando le uova sono pronte, e quindi ripiega la frittata in due, sovrapponendo I due lati. Guarnisci con il basilico tritato.

Totale Carboidrati: 4.0 g
Totale Calorie: 166.3

- 4 albumi d'uovo
- 25 g di cipolla tritata
- 25 g di peperoni a dadini
- Un cucchiaino di salsa piccante Sriracha

Scotta la cipolla ed i peperoni con la salsa piccante in una padella. In un'altra padella, poni le uova sbattute e cuoci per alcuni minuti, fino a quando la frittata è quasi pronta. Versa cipolla e peperoni al centro della frittata e, quando le uova sono perfettamente cotte, ripiega un lato della frittata sull'altro.

<u>Totale Carboidrati: 6.5 g</u>
<u>Totale Calorie: 97.2</u>

Uova strapazzate

- 2 albumi d'uovo
- 1 uovo
- 30 g di prosciutto a dadini
- 130 g di broccoli a dadini

Mescola tutti gli ingredienti in una ciotola. Metti una padella su fuoco medio e cospargila con olio d'oliva per renderla antiaderente. Quando la padella è abbastanza calda, versa gli ingredienti e cuoci fino a quando saranno tutti perfettamente cotti.

<u>Totale Carboidrati: 6.9 g</u>
<u>Totale Calorie: 230</u>

- 3 albumi d'uovo
- 1 uovo
- 30 g di avocado a dadini
- 30 g di formaggio cheddar grattugiato

Mescola l'uovo e l'albume con l'avocado. Versa il composto in una padella precedentemente oleata con olio d'oliva e continua a strapazzare con una forchetta. Quando le uova sono completamente cotte, spargi sopra il formaggio ed aspetta che si fonda prima di servire.

Totale Carboidrati: 4.5 g
Totale Calorie: 311

Durante una dieta a basso contenuto di carboidrati, le uova sono la scelta migliore per la colazione. Le uova hanno molte proteine, grassi salubri, e sono piene di nutrienti. Le uova sono semplicissime da preparare e non richiedono tempi di preparazione lunghi. Ci sono tante opzioni differenti per prepararle. Considera che va bene aggiungere un pizzico di sale e pepe a piacimento per renderle più saporite. Se sei una di quelle persone che vanno di fretta la mattina per motivi di lavoro, procedi a preparare una scorta di uova sode in anticipo. In questo modo, eviterai di saltare la colazione ed avrai qualcosa da afferrare mentre stai per uscire di casa.

Altre opzioni per una colazione a basso contenuto di carboidrati

230 g di yogurt greco
230 g di fragole

Totale carboidrati: 22 g
Totale calorie: 179

50 g di melone retato
100 g di ricotta

Totale Carboidrati: 19.0 g
Totale Calorie: 292

Esistono molti tipi di Müesli senza zucchero, cereali senza zucchero a basso contenuto di carboidrati, e preparati per pancake senza zucchero e glutine. Se prepari dei pancake, usa dello sciroppo senza zucchero da versare sopra. Riguardo ad alternative al latte per i cereali, puoi usare latte di mandorla o latte di soia.

Pranzo a basso contenuto di carboidrati

Il pranzo è il secondo pasto più importante della giornata. Fai in modo di non saltare mai il pranzo durante una dieta a basso contenuto di carboidrati. Il nostro corpo ha bisogno di energia per andare avanti durante tutta la giornata, e se non ci sono sostanze a fare da carburante, non ci saranno calorie da bruciare per aiutarci a perdere peso.

Ecco una lista di diversi tipi di piatti da consumare a pranzo durante una dieta a basso contenuto di carboidrati:

Involtini di lattuga

- 2 foglie di lattuga romana
- un petto di pollo tagliato a dadini
- 60 g di cipolla a dadini
- 60 g di funghi a fettine
- 1 spicchio d'aglio schiacciato
- 1 cucchiaio di coriandolo tritato
- Un cucchiaino di olio di sesamo
- Un cucchiaino di amminoacidi liquidi

Cuoci il petto di pollo in una padella con l'olio di sesamo, gli amminoacidi liquidi, l'aglio, la cipolla e i funghi. Quando tutti gli ingredienti sono cotti, ponili al centro delle foglie di lattuga ed arrotolali. Guarnisci con il coriandolo.

Totale Carboidrati: 7.2 g
Totale Calorie: 233

- 2 foglie di lattuga romana

- 130 g di tacchino tritato
- 65 g di pomodoro a dadini
- succo di mezzo lime
- 30 g di cipolla a dadini
- 2 cucchiai di formaggio cheddar grattugiato
- Un cucchiaio di salsa piccante Sriracha

Cuoci il tacchino tritato in una padella. Quando è cotto, disponilo sulle foglie di lattuga, aggiungi il pomodoro e la cipolla crudi ed il formaggio cheddar. Aggiungere il succo di lime e la salsa piccante per insaporire. Arrotolare gli involtini.

Totale Carboidrati: 7.7 g
Totale Calorie: 170.5

Insalate

- 60 g di pancetta cotta, tagliata a dadini
- 2 uova sode
- 60 g di pomodori a dadini
- 3 fette di avocado
- 60 g di spinaci freschi

Mescola tutti gli ingredienti in una ciotola e condisci con olio d'oliva, aceto di vino rosso, sale e pepe a piacere.

Totale Carboidrati: 8.2 g
Totale Calorie: 420

- mezzo cetriolo a fettine (sbucciato, se si vuole)
- mezzo pomodoro tagliato a pezzetti
- 30 g di peperone giallo a dadini
- 30 g di cipolla a dadini
- un petto di pollo

Cuoci il petto di pollo al forno con sale e pepe. Mescola tutti gli ingredienti in una ciotola e condisci con aceto di vino bianco (o in alternativa, il succo di mezzo limone), sale e pepe a piacere.

Totale Carboidrati: 9.2 g
Totale Calorie: 164

- 60 g di ravanelli a fettine
- 60 g di cipolla rossa a fettine
- 60 g di pomodoro a fettine
- 130 g di lattuga romana tagliata
- 130 g di rucola tagliata
- 30 g di formaggio feta
- Una bistecca di filetto di manzo (120 g circa)

Mescolare tutte le verdure in una ciotola e condire con sale, pepe, olio d'oliva ed aceto di vino rosso a piacere. Dopo aver mischiato per bene, spargere la feta sbriciolata sopra l'insalata. Nel frattempo, cuocere la bistecca ai ferri e condire con sale e pepe a piacimento. Quando è pronta, adagiarla sullo strato di feta.

Totale Carboidrati: 11.7 g
Totale Calorie: 401

- 60 g di spinaci freschi
- 120 g di lattuga romana tagliata
- 60 g di gamberi
- 3 fette di avocado
- un cucchiaino di coriandolo fresco tritato

Cuoci i gamberi in una padella nel succo di mezzo lime, sale, pepe ed il coriandolo tritato. In una ciotola, mescolare gli spinaci, la lattuga e l'avocado e condire con un filo d'olio d'oliva, sale e pepe. Quando i gamberi sono cotti, aggiungerli all'insalata e mescolare.

Totale Carboidrati: 7.3 g
Totale Calorie: 277

Altre opzioni per un pranzo a basso contenuto di carboidrati

- Un uovo
- Un petto di pollo tagliato a dadini
- Un cucchiaino di zenzero in polvere
- Un cucchiaino di aglio tritato
- 60 g di broccoli tagliati

Riscaldare un filo d'olio d'oliva in una padella ed aggiungervi il petto di pollo, l'uovo sbattuto, lo zenzero e l'aglio. Cuocere per 10 minuti a fuoco medio prima di aggiungere i broccoli. Cuocere per altri 10 minuti. Salare e pepare a piacere. Per un sapore più deciso, aggiungere un cucchiaio di amminoacidi liquidi.

Totale Carboidrati: 5.8 g
Totale Calorie: 214

- 2 fette di prosciutto di tacchino

- 2 fette di pancetta tagliate a striscioline, già cotte
- 1 foglia di lattuga romana già tagliata
- 4 fette di pomodoro

Stendere le fette di tacchino, adagiarvi sopra lattuga, pomodoro e pancetta ed arrotolare.

Totale Carboidrati: 6.7 g
Totale Calorie: 165

- 1 lattina da 80 g di tonno al naturale
- 1 cucchiaio di yogurt magro
- 60 g di sedano a dadini
- 1 cucchiaino di succo di limone fresco
- 2 fette di pomodoro

Mescolare il tonno, lo yogurt, il sedano ed il succo di limone in una ciotola, salare e pepare a piacere. Disporre le fette di pomodoro su un piatto e spargervi sopra il misto di tonno e sedano.

Totale Carboidrati: 3.8 g
Totale Calorie: 220

Cena a basso contenuto di carboidrati

Quando si segue una dieta a basso contenuto di carboidrati, è importante cenare almeno 3 ore prima di andare a letto. Questo permetterà al tuo stomaco di digerire la cena completamente. I tempi sono davvero importanti durante una dieta a basso contenuto di carboidrati, infatti, dovresti cenare almeno 4 ore e mezza dopo aver pranzato. In questo modo, non ti verrà la tentazione di mangiare cibi grassi che non fanno parte della tua dieta. Fai in modo di avere tutti gli ingredienti a portata di mano prima di iniziare a cucinare, in questo modo, non dovrai ricorrere a "sostituti" veloci ma poco salutari per tamponare la fame.

Ecco una lista di diversi tipi di piatti da consumare a cena durante una dieta a basso contenuto di carboidrati:

Ai ferri

- 2 hamburger magri di tacchino
- 60 g di spinaci freschi
- 2 cucchiai di salsa piccante Sriracha
- 2 fette di formaggio svizzero magro

Cuoci gli hamburger di tacchino su una piastra. Quando sono cotti, adagiali su un piatto e coprili con le fette di formaggio mentre sono ancora caldi, in modo che questo si fonda. Aggiungi gli spinaci e la salsa.

<u>Totale Carboidrati: 4.5 g</u>
<u>Totale Calorie: 342.5</u>

- 1 petto di pollo (120 g circa)
- 1 peperone verde
- 2 funghi champignon grandi
- mezza cipolla rossa

Taglia il pollo, la cipolla, i peperoni ed i funghi in pezzi grossolani. Prepara degli spiedini infilzando le verdure ed il pollo alternativamente. Versa dell'olio d'oliva sopra gli spiedini (o se si preferisce, dell'olio aromatizzato all'aglio). Grigliare per 15 minuti, facendo in modo di girare spesso, affinché tutti i lati siano ben cotti.

Totale Carboidrati: 12.2 g
Totale Calorie: 148

- mezzo pomodoro a dadini
- 130 g di broccoli tagliati
- 2 cucchiai di vinaigrette
- 1 petto di pollo (120 g circa)

Porre i pomodori ed i broccoli conditi con la vinaigrette su un foglio di carta stagnola, porre la stagnola sulla piastra e cuocere per 10 minuti. Spargere dell'olio d'oliva sul petto di pollo e cuocerlo sulla piastra per 20 minuti. Quando è tutto pronto, versare pomodori e broccoli sul pollo, compresi i liquidi che le verdure hanno rilasciato durante la cottura.

Totale Carboidrati: 10.2 g
Totale Calorie: 231

- 1 filetto di salmone
- 3 fette di limone
- 130 g di broccoli tagliati
- 130 g di zucchine a fettine
- 1 cucchiaino di prezzemolo tritato

Versare un filo d'olio d'oliva sul salmone, spargervi sopra il prezzemolo tritato e salare e pepare a piacere. Porre le 3 fettine di limone sul salmone e cuocere sulla piastra per 8-10 minuti. Separatamente, cuocere broccoli e zucchine su un foglio di carta stagnola, aggiungendo un filo d'olio. Salare e pepare a piacere. Cuocere le verdure per 15 minuti.

Totale Carboidrati: 9.9 g

Totale Calorie: 288

Al forno

- 1 petto di pollo (120 g circa)
- 30 g di parmigiano grattugiato
- 1 uovo
- succo di un limone
- 130 g di cavolfiore tagliato

Mescolare in una ciotola l'uovo ed il parmigiano. Intingere il petto di pollo nel miscuglio. Cuocere al forno per 30 minuti a 180 gradi. Quando il pollo è a metà cottura, spremervi sopra il limone ed aggiungere il cavolfiore tutto attorno. Condire con un filo d'olio, sale e pepe.

Totale Carboidrati: 6.6 g
Totale Calorie: 327

- 2 cucchiai di gorgonzola stagionato
- Una fettina di controfiletto (90 g circa)

- 130 g di asparagi

Condire la bistecca con sale e pepe. Sbriciolarvi sopra il gorgonzola ed infornare a 180 gradi per 5-10 minuti. Condire gli asparagi con un cucchiaino d'olio d'oliva, sale, pepe ed aglio in polvere. Infornare per 10 minuti a 180 gradi.

Totale Carboidrati: 6.0 g
Totale Calorie: 265

- 1 filetto di merluzzo (o altro pesce bianco)
- 60 g di cavoletti di Bruxelles
- 60 g di fagiolini verdi tagliati

Preriscalda il forno a 180 gradi. Spargi sul pesce un filo d'olio d'oliva, succo di limone, sale e pepe. Inforna per 15-20 minuti. In una ciotola, mescola i cavoletti di Bruxelles ed i fagiolini verdi con olio d'oliva, aglio fresco, succo di limone, sale e pepe a piacere. Cuoci le verdure in una padella a fuoco medio per 10 minuti, o fino a quando sono completamente cotte.

Totale Carboidrati: 7.5 g
Totale Calorie: 224

Ai fornelli

- 130 g di germogli di soia
- mezzo peperone verde tagliato a pezzetti
- 60 g di funghi a fettine
- Un petto di pollo tagliato a striscioline
- un cucchiaio di amminoacidi liquidi
- 1 spicchio d'aglio

Cuoci il petto di pollo in una padella con un filo d'olio d'oliva, l'aglio, gli amminoacidi liquidi, sale e pepe a piacere. Quando il pollo è a mezza cottura, aggiungi il peperone, i funghi ed i germogli di soia e cuoci per circa dieci minuti a fuoco medio. A piacere, si può anche aggiungere del peperoncino in polvere.

<u>Totale Carboidrati: 8.0 g</u>
<u>Totale Calorie: 173</u>

- 12 scampi medi
- 120 g di broccoli tagliati

- 120 g di zucca a dadini
- 1 cucchiaino di spezie Old Bay

Mescolare gli scampi, i broccoli e la zucca in una ciotola con un filo d'olio d'oliva ed un cucchiaino di spezie Old Bay. Riscaldare una padella a fuoco medio e cuocere per 5-10 minuti, o finché gli scampi sono pronti.

Totale Carboidrati: 10.0 g
Totale Calorie: 172

- 60 g di scalogno a dadini
- una bistecca di controfiletto tagliata a dadini
- 60 g di funghi a fettine
- 120 g di verza tagliata
- 1 cucchiaio di zenzero fresco tritato
- 1 cucchiaio di amminoacidi liquidi
- 1 cucchiaino di aglio fresco tritato
- 1 cucchiaino di pepe nero in grani

Marinare la bistecca per 2 ore in un miscuglio fatto con l'aglio, lo zenzero, il pepe e gli amminoacidi liquidi. Cuocere in una padella le verdure e la bistecca insieme per 10 minuti a fuoco medio.

Totale Carboidrati: 9.8 g
Totale Calorie: 268

Diritti d'autore

Diritti d'autore, note legali e dichiarazione di non responsabilità:

Questa pubblicazione è protetta dall'US Copyright Act del 1976 ed ogni altra legge applicabile a livello internazionale, federale, statale e locale, tutti i diritti sono riservati, inclusi i diritti di rivendita: non si autorizza a dare o vendere questa guida a nessun'altra persona. Da notare che la maggior parte di questa pubblicazione si basa su esperienza personale e fatti aneddotici. Sebbene l'autore e l'editore (e il traduttore) abbiano posto tutta la cura possibile nel cercare di ottenere completa accuratezza dei contenuti di questa guida, non si assumono alcuna responsabilità per errori o omissioni. Inoltre, le informazioni di questa guida vanno usate nel modo che si ritiene più opportuno e a proprio rischio.

Parte 2

Introduzione

Prima di tutto vorrei ringraziare e congratularmi con voi per aver scaricato **questo libro.**Ti divertirai a servire queste pietanze alla tua famiglia sapendo che sono sani e a basso contenuto di carboidrati. Sarà bello anche per te dato che dimezzerai il tempo in cucina a preparare questi piatti. Prova solo a pensare a quanto sarà bello quando rientrerai dal lavoro e sarai accolto dal meraviglioso profumino della tua cena nella crock pot.

Non devi iniziare a cucinare quando torni a casa, devi solo disporre nel piatto e gustartelo! Rimarrai piacevolmente sorpreso di quanto siano buoni questi piatti e dal basso contenuto di carboidrati. Chi ha detto che i pasti sani non possono avere un buon sapore? Bene, scoprirai che la tua raccolta di ricette "flash" di pietanze a basso contenuto di carboidrati sarà tra le favorite dalla tua famiglia. I membri della tua famiglia ti chiederanno uno specifico piatto "flash" a basso contenuto di carboidrati, non perché sia sano, ma semplicemente perché hanno un ottimo sapore!

Questa raccolta di ricette ti ispirerà e rinnoverà il tuo interesse nella preparazione di cibi sani e a basso contenuto di carboidrati a casa, anche per chi è molto impegnato nel lavoro. Preparare un pasto del genere è incredibilmente facile. E se si passa un'ora a settimana a preparare gli ingredienti per i piatti sarà ancora più semplice. Puoi congelare una porzione per una cena. Tiralo fuori per farlo scongelare la sera prima e poi mettilo nella pentola a cottura lenta prima di andare a lavoro.

Inoltre, quando vai a fare la spesa cerca di scegliere più ingredienti freschi possibile. Utilizza odori freschi se puoi, visto che hanno più sapore di quelle secche. Cosa più importante, divertiti a preparare queste appetitose ricette flash di pietanze da congelare a basso contenuto di carboidrati!

Capitolo 1. Ricette "flash" a base di maiale a basso contenuto di carboidrati 1-7

Cavolo e maiale al forno

Porzioni: 4
Calorie: 463
Grassi: 15g
Proteine: 55g
Carboidrati: 14g

Ingredienti:
- mezzo bicchiere di prezzemolo sminuzzato
- due foglie di alloro
- una tazza di salsa marinara senza zucchero
- un cucchiaio di salsa di pesce
- due cucchiai di aglio tritato
- un bicchiere di sedano sminuzzato
- due bicchieri di carote a fette
- un bicchiere di cipolla gialla a fette
- tre bicchieri di verza a fette

- 680 gr di medaglioni di maiale
- sale e pepe a piacere

Procedimento:
Unire sedano, aglio, verza, carote e cipolla nella crock pot e mescolare. Coprire con i medaglioni di maiale. Aggiungere salsa di pesce, brodo di pollo, salsa marinara versandoli sopra il maiale e le verdure. Condire con alloro e prezzemolo e cuocere per sei ore.

Lasagna senza pasta

Porzioni: 6
Calorie: 417
Grassi: 27g
Proteine: 26g
Carboidrati netti: 12g

Ingredienti:
- due zucchine tagliate longitudinalmente
- un bicchiere di peperone rosso sminuzzato
- mezzo bicchiere di pomodoro tagliato a dadini
- due cucchiai di aglio tritato
- un bicchiere di cipolla rossa tagliata a dadini
- 450 gr di salsiccia italiana
- tre bicchieri di funghi a fette
- due bicchieri di salsa marinara senza zucchero
- un cucchiaio di origano
- mezzo cucchiaino di timo
- un bicchiere di ricotta a basso contenuto di grassi

- mezzo bicchiere di mozzarella tritata
- mezzo bicchiere di parmigiano grattugiato
- mezzo bicchiere di basilico
- sale e pepe a piacere

Procedimento:
Mettere una piccola quantità di salsa marinara sul fondo della pentola a lenta cottura. Adagiare metà delle zucchine, salsicce, cipolla, peperoni rossi, pomodori, aglio e funghi. Coprire con l'altra metà restante salsa marinara, basilico, origano, timo e pepe nero.
Mettere un cucchiaio di ricotta sugli ingredienti restanti: salsiccia, peperoni rossi, cipolla, pomodori, aglio, funghi e zucchine. Coprire con la salsa rimanente, cuocere con coperchio per sei ore.

Fagioli cannellini & Maiale

Porzioni: 6
Calorie: 236
Grassi: 4g
Proteine: 26g
Carboidrati netti: 15g

Ingredienti:
- un bicchiere di fagioli cannellini
- 680 gr di bistecche di maiale sottili
- due cucchiai di aglio tritato
- un cucchiaio di brodo di pollo a basso contenuto di sodio
- un cucchiaino di sale marino
- un cucchiaino di pepe nero
- un cucchiaio di dragoncello fresco
- un quarto di bicchiere di scalogno tagliato a fette
- un bicchiere di cipolla da cucina a fette
- due bicchieri di zucca di ghianda
- due bicchieri di carote a pezzettini
- mezzo bicchiere di prezzemolo, tagliato a dadini
- fette di limone per guarnire

Procedimento:
Aggiungere zucca, cipolla, aglio, scalogno, fagioli cannellini, sedano e carote nella crock pot e mescolare. Adagiare il maiale e aggiungere il brodo di pollo, sale, pepe nero e dragoncello. Coprire e cuocere per sei ore. Guarnire con fette di limone fresche.

Cordon Blue di Maiale in casseruola

Porzioni: 6
Calorie: 481
Grassi: 23g
Proteine: 56g
Carboidrati netti: 7g

Ingredienti:
- 900 gr di maiale disossato tagliato a cubetti
- due cucchiaini di aglio tritato
- un cucchiaio di maizena
- un cucchiaio di brodo di pollo a basso contenuto di sodio
- un bicchiere di latte intero
- un bicchiere di formaggio svizzero tagliato a cubetti
- mezzo bicchiere di vino bianco secco
- un cucchiaino di salvia
- un cucchiaino di pepe nero
- un cucchiaino di dragoncello
- un cucchiaino di sale
- tre bicchieri di funghi champignon a fette

- un bicchiere di pancetta tagliata a cubetti e rosolata

Procedimento:
Unire pancetta, cipolla, funghi, aglio e maiale. Cospargervi sopra la maizena e mescolare a mano. Aggiungere vino bianco e brodo di pollo. Coprire e cuocere per sei ore. A mezz'ora da fine cottura aggiungere formaggio svizzero, latte, salvia, dragoncello, sale e pepe. Coprire e finire di cuocere. Mescolare prima di servire.

Carciofi & Maiale

Porzioni: 4
Calorie: 319
Grassi: 13g
Proteine: 35g
Carboidrati netti: 6g

Ingredienti:
- un bicchiere di cipolla rossa a fette
- un cucchiaio di brodo di pollo a basso contenuto di sodio
- mezzo bicchiere di vino bianco secco
- 900 gr di bistecche di maiale disossate
- due cucchiaini di aglio tritato
- due bicchieri di cuori di carciofo divisi in quarti
- due bicchieri di spinaci freschi tritati
- un quarto di bicchiere di prezzemolo fresco sminuzzato
- un cucchiaino di origano
- un cucchiaino di salvia
- sale e pepe a piacere
- noci tritate per guarnire

Procedimento:

Adagiare spinaci, cuori di carciofo, cipolla rossa e aglio sul fondo della pentola. Aggiungere il maiale e coprire con vino bianco e brodo di pollo, origano, prezzemolo, salvia, timo, sale e pepe. Coprire e cucinare a fuoco lento per sei ore, guarire con noci prima di servire.

Maiale in padella con Patate dolci

Porzioni: 6
Calorie: 260
Grassi: 8g
Proteine: 24g
Carboidrati netti: 14g

Ingredienti:
- due bicchieri di patate dolci
- 900 gr di bistecche di maiale disossate tagliate a cubetti
- un bicchiere di cipolla gialla sminuzzata
- due bicchieri di peperone rosso sminuzzato
- mezzo bicchiere di ananas fresca sminuzzata
- un bicchiere di brodo di pollo a basso contenuto di sodio
- due cucchiai di succo d'arancia senza zucchero
- un cucchiaio di zenzero fresco grattugiato
- un cucchiaino di pepe della Giamaica
- un cucchiaino di polvere di cayenna

- due cucchiaini di aglio tritato
- un cucchiaino di sale
- un cucchiaino di pepe nero
- mezzo cucchiaino di coriandolo

Procedimento:

Adagiare le patate dolci, il maiale, i peperoni rossi, l'ananas, l'aglio e la cipolla nella pentola a cottura lenta e mescolare. Aggiungere la salsa di soia, succo d'arancia, brodo di pollo, pepe della Giamaica, polvere di cayenna, sale, pepe, coriandolo e mescolare. Coprire e cuocere per sei ore.

Funghi & Maiale in casseruola

Porzioni: 6
Calorie: 791
Grassi: 53g
Proteine: 64g
Carboidrati netti: 10g

Ingredienti:
- due bicchieri di funghi champignon a fette
- 900 gr di bistecche di maiale disossate tagliate a cubetti
- due bicchieri di funghi champignon a fette
- un bicchiere di sedano tagliato a dadini
- un cucchiaio di olio d'oliva
- un bicchiere di groviera grattugiata
- un bicchiere di fontina grattugiata
- un bicchiere di brodo di pollo a basso contenuto di sodio
- un bicchiere di porro a fette
- due bicchieri di cime di broccoli
- un bicchiere di cipolla rossa a fette
- un bicchiere di panna

- un cucchiaino di pepe nero
- un cucchiaino di sale marino
- un cucchiaino di noce moscata

Procedimento:
Unire i funghi e il maiale nella pentola crock pot, spruzzare olio d'oliva e mescolare a mano. Aggiungere il porro, sedano, cipolla rossa, cime di broccoli e brodo di pollo. Coprire e cuocere per sei ore. A mezz'ora dalla cottura togliere il coperchio e aggiungere i formaggi, la panna, il sale, la noce moscata, il pepe e mescolare. Quindi coprire e finire la cottura.

Capitolo 2. Cena "flash" a base di manzo a basso contenuto di carboidrati 8-13

Zucca ripiena in casseruola

Porzioni: 4
Calorie: 491
Grassi: 33g
Proteine: 29g
Carboidrati netti: 13g

Ingredienti:
- 900 gr di manzo magro macinato
- due bicchieri di zucca bianca tagliata a cubetti
- un bicchiere di zucca di ghianda tagliata a cubetti
- due bicchieri di funghi champignon piccoli divisi in quarti
- due cucchiaini di aglio tritato
- un bicchiere di cipolla rossa a fette
- un cucchiaio di olio d'oliva

- un bicchiere di brodo di manzo a basso contenuto di sodio
- un cucchiaio di concentrato di pomodoro
- un cucchiaino di sale marino
- un cucchiaino di pepe nero
- un cucchiaino di maggiorana
- un cucchiaino di salvia
- mezzo bicchiere di formaggio di capra a pezzi
- noci tritate per guarnire

Procedimento:
Adagiare la zucca di ghianda e la zucca bianca sul fondo della pentola a cottura lenta con i funghi, l'aglio e la cipolla. Cospargere olio d'oliva e mescolare a mano. In una ciotola unire il concentrato di pomodoro con il brodo di manzo e versare sul manzo macinato. Condire con erbe, sale e pepe. Coprire e cuocere per quattro ore in media. A mezz'ora dalla cottura aggiungere il formaggio di capra e mescolare leggermente. Coprire e

finire di cuocere. Guarnire con noci tritate.

Bistecca in adobo & verdure miste

Porzioni: 4
Calorie: 222
Grassi: 5g
Proteine: 29g
Carboidrati netti: 9g

Ingredienti:
- 900 gr di bistecche sottili di manzo
- un bicchiere di cipolla a fette
- un bicchiere di peperone verde a fette
- un bicchiere di carote sminuzzate
- due cucchiaini di aglio tritato
- una scatola da 34 cl di pomodori arrostiti, liquido incluso
- un cucchiaio di salsa di adobo
- due cucchiai di miele
- un bicchiere di brodo di manzo a basso contenuto di sodio
- sale e pepe a piacere

Procedimento:
Adagiare sul fondo della crock pot le carote, la cipolla, l'aglio, i peperoni

verdi e i pomodori. Coprire con le verdure con la bistecca e spennellare la carne con la salsa adobo. Cospargere con miele e brodo di manzo. Condire con sale e pepe. Coprire e cuocere per sei ore.

Manzo al curry piccante

Porzioni: 6
Calorie: 308
Grassi: 12g
Proteine: 29g
Carboidrati netti: 15g

Ingredienti:
- due bicchieri di cime di cavolfiore
- una scatola di ceci scolati
- due bicchieri di latte di cocco
- due bicchieri di brodo di manzo a basso contenuto di sodio
- due bicchieri di pomodori tagliati a dadini
- due bicchieri di verza tagliata a fette
- 500 gr di bistecca di fianco tagliata a strisce
- due cucchiaini di pasta di curry rosso
- un cucchiaio di citronella fresca sminuzzata
- un cucchiaio di zenzero fresco grattugiato
- un cucchiaio di coriandolo macinato
- fette di limone per guarnire

Procedimento:

Aggiungere il latte di cocco, brodo di manzo, concentrato di pomodoro, pasta di curry rosso, zenzero, citronella e coriandolo e mescolare con le fruste. Aggiungere la verza, il cavolfiore, i pomodori, i ceci e la cipolla e mescolare bene. Adagiare la bistecca in cima e cuocere a fuoco lento per sei ore. Guarnire con fette di limone fresche.

Petto all'italiana

Porzioni: 6
Calorie: 468
Grassi: 24g
Proteine: 51g
Carboidrati netti: 8g

Ingredienti:
- 700 gr di petto di manzo
- un bicchiere di cipolla rossa a fette
- due cucchiai di olio d'oliva
- due bicchieri di turioni di asparago sminuzzati
- un bicchiere di pomodori sminuzzati
- due bicchieri di funghi champignon divisi in quarti
- un bicchiere di sedano sminuzzato
- due cucchiaini di aglio tritato
- mezzo bicchiere di aceto balsamico
- mezzo bicchiere di basilico fresco sminuzzato
- quattro bicchieri di brodo di manzo a basso contenuto di sodio
- un cucchiaio di origano fresco
- un cucchiaio di timo fresco

- un cucchiaino di sale marino
- un cucchiaino di pepe nero

Procedimento:*2

Spennellare il petto con olio d'oliva e adagiarlo nella crock pot. Aggiungere cipolla rossa, funghi, cipolla rossa, asparagi, pomodori, sedano e aglio. Aggiungere aceto balsamico e brodo di manzo. Condire con timo, origano, basilico, sale e pepe. Coprire e cuocere per almeno otto ore.

Pizza di carne

Porzioni: 4
Calorie: 568
Grassi: 39g
Proteine: 32g
Carboidrati netti: 13g

Ingredienti:
- 300 gr di manzo macinato
- tre bicchieri di spaghetti di zucca arrostiti senza buccia
- un cucchiaino di olio d'oliva
- un bicchiere di cipolla rossa tagliata a dadini
- due cucchiaini di aglio tritato
- due bicchieri di funghi champignon a fette
- mezzo bicchiere di olive kalamata a fette
- un bicchiere e mezzo di salsa di pizza senza zucchero
- un bicchiere di mozzarella sbriciolata
- mezzo bicchiere di basilico fresco sminuzzato

- un cucchiaino di scaglie di pepe rosso schiacciato
- un cucchiaio di origano fresco
- un cucchiaino di sale marino
- un cucchiaino di pepe nero

Procedimento:

Mettere gli spaghetti di zucca sul fondo della pentola crock pot. Cospargere con olio d'oliva e mescolare a mano. Aggiungere il macinato, l'aglio, la cipolla, le olive, i funghi e la salsa di pizza. Condire con basilico, sale, pepe, scaglie di pepe rosso e origano. Cuocere per quattro ore e a mezz'ora da fine cottura aggiungere mozzarella in cima alla casseruola. Coprire e finire di cuocere.

Fajita Hawaiane

Porzioni: 4
Calorie: 359
Grassi: 16g
Proteine: 37g
Carboidrati netti: 10g

Ingredienti:
- 400 gr di controfiletto tagliato a listarelle
- un bicchiere di cipolla gialla a fette
- un bicchiere di peperoni rossi tagliato a fette
- un bicchiere di peperoni verdi a fette
- due cucchiai di olio d'oliva
- un cucchiaio di peperoni jalapeño tritati
- un bicchiere di pomodori sminuzzati
- mezzo bicchiere di brodo di manzo
- un cucchiaio di succo di lime
- due cucchiaini di aglio tritato
- un bicchiere e mezzo di ananas a pezzetti
- mezzo bicchiere di coriandolo fresco sminuzzato

- un cucchiaino di paprika
- un cucchiaio di cumino
- un cucchiaino di chili in polvere
- un cucchiaino di sale marino
- un cucchiaino di pepe nero
- foglie larghe di lattuga per avvolgere
- fette di avocado per guarnire

Procedimento:

Adagiare il controfiletto tagliato a listarelle con i peperoni rossi e verdi, cipolla, jalapeño, aglio, ananas e pomodori. Cospargere e coprire con olio d'oliva e mescolare a mano. Aggiungere il brodo di manzo e il succo di lime. Condire con erbe selezionate, spezie insieme a sale e pepe. Coprire e cuocere per sei ore. Servire in foglie di lattuga fresche e guarnire con fette di avocado.

Capitolo 3. Ricette "flash" a base di pollo a basso contenuto di carboidrati 14-19

Pollo al curry

Porzioni: 4
Calorie: 284
Grassi: 11g
Proteine: 30g
Carboidrati netti: 13g

Ingredienti:
- 900 gr di petto di pollo disossato senza pelle tagliato a cubetti
- un cucchiaio di maizena
- un bicchiere di peperone rosso sminuzzato
- mezzo bicchiere di peperone giallo a fette
- due bicchieri di cime di broccoli
- un bicchiere di cipolla gialla sminuzzata

- un cucchiaio di pepe jalapeño a dadini
- mezzo bicchiere di cocco tritato senza zucchero
- un quarto di bicchiere di curry in polvere
- mezzo cucchiaino di cannella
- due cucchiaini di peperoncino tritato
- un cucchiaino di sale marino
- un cucchiaino di pepe nero
- un bicchiere di latte di cocco non zuccherato
- due bicchieri di brodo di pollo a basso contenuto di sodio
- un cucchiaio di citronella fresca a pezzetti

Procedimento:

Mettere il pollo nella crock pot e cospargere con la maizena, mescolare a mano. Aggiungere i peperoni rossi e gialli, la cipolla, il pepe jalapeño, l'aglio e il cocco non zuccherato. Condire con cannella, curry in polvere, peperoncino tritato, citronella, sale marino e pepe. Aggiungere latte di cocco e mescolarlo al brodo di pollo. Coprire e cuocere per sei ore.

Pollo & Carciofi in casseruola

Porzioni: 6
Calorie: 291
Grassi: 5g
Proteine: 40g
Carboidrati netti: 13g

Ingredienti:
- 700 gr di pollo tenero
- tre bicchieri di cuori di carciofo divisi in quarti
- un bicchiere di bulbo di finocchio a fette
- un bicchiere di peperone rosso tagliato a fette
- un bicchiere di cipolla rossa a fette
- due cucchiaini di aglio tritato
- un cucchiaio di maizena
- un cucchiaio di origano fresco sminuzzato
- un cucchiaio di rosmarino fresco sminuzzato
- due cucchiaini di scorza di limone
- un cucchiaino di sale marino
- un cucchiaino di pepe nero

- un bicchiere di brodo di pollo a basso contenuto di sodio
- un cucchiaio di succo di limone

Procedimento:
Unire i quarti di carciofo, peperoni rossi, finocchio, cipolla rossa, aglio e maizena nella crock pot. Mescolare a mano. Aggiungere il pollo tenero e condire con erbe selezionate e spezie, essenza di limone, sale marino e pepe nero. Aggiungere brodo di pollo e succo di limone. Cuocere per sei ore a fuoco lento.

Pollo agli agrumi

Porzioni: 4
Calorie: 286
Grassi: 5g
Proteine: 32g
Carboidrati netti: 15g

Ingredienti:
- 700 gr di pollo tenero
- due bicchieri di brodo di pollo a basso contenuto di sodio
- due bicchieri di patate dolci a cubetti
- due bicchieri di cime di broccoli
- un cucchiaio di peperone jalapeño a dadini
- due cucchiai di succo d'arancia senza zucchero
- un cucchiaio di succo di limone
- un cucchiaio di scorza d'arancia
- un cucchiaino di peperoncino tritato
- un cucchiaino di cumino
- sale e pepe a piacere
- fette di limone per guarnire

Procedimento:

Mettere il pollo tenero, patate dolci, broccoli, jalapeño nella crock pot e mescolare. In seguito aggiungere succo d'arancia, succo di limone, scorza, brodo di pollo, peperoncino tritato, cumino, sale e pepe. Coprire e cuocere per sei ore. Servire con fette di limone per guarnire.

Spinaci freschi alla fiorentina & Pollo

Porzioni: 4
Calorie: 337
Grassi: 20g
Proteine: 30g
Carboidrati netti: 7g

Ingredienti:
- 900 gr di petto di pollo disossato senza pelle tagliato a cubetti
- quattro bicchieri di spinaci freschi sminuzzati
- un cucchiaio di olio d'oliva
- un cucchiaino di peperoncino tritato
- mezzo bicchiere di cipolla rossa tagliata a dadini
- un quarto di bicchiere di burro a cubetti
- due cucchiaini di aglio tritato
- un quarto di bicchiere di basilico fresco sminuzzato
- un cucchiaino di sale marino
- un cucchiaino di pepe nero

- un quarto di bicchiere di vino bianco secco
- un bicchiere e mezzo di brodo di pollo a basso contenuto di sodio
- prezzemolo e parmigiano grattugiato per guarnire.

Procedimento:
Mettere il pollo e l'olio d'oliva nella crock pot e mescolare. Aggiungere spinaci, aglio, burro, cipolla, peperoncino tritato, basilico, sale marino e pepe nero e mescolare a mano. Aggiungere vino bianco e brodo di pollo. Cuocere per sei ore, quindi guarnire con prezzemolo fresco sminuzzato e parmigiano grattugiato.

Pollo alle arachidi & Jalapeño

Porzioni: 4
Calorie: 452
Grassi: 25g
Proteine: 39g
Carboidrati netti: 13g

Ingredienti:
- 900 gr di petto di pollo disossato senza pelle tagliato a cubetti
- due bicchieri di brodo di pollo a basso contenuto di sodio
- due bicchieri di pomodori a pezzetti
- mezzo bicchiere di burro di arachidi naturale
- mezzo bicchiere di cipolla gialla tagliata a dadini
- un cucchiaio di peperoni jalapeño a dadini sottili
- due cucchiaini di aglio tritato
- tre bicchieri di fagiolini lavati e puliti
- un cucchiaino di polvere di cayenna
- mezzo cucchiaino peperoncino tritato
- un cucchiaio di citronella fresca

- un quarto di cucchiaino di cannella
- un cucchiaino di sale marino
- un cucchiaino di pepe nero
- arachidi tritate e citronella per guarnire.

Procedimento:
Adagiare pollo, olio d'oliva e pomodori nella crock pot e mescolare a mano.
Aggiungere il brodo di pollo, burro d'arachidi e mescolare bene.
Aggiungere i fagiolini, la polvere di cayenna, citronella, peperoni jalapeño, aglio, peperoncino tritato, sale e pepe.
Coprire e cuocere per sei ore. Servire con citronella e arachidi tritate per guarnire.

Pollo all'aglio e sesamo

Porzioni: 4
Calorie: 220
Grassi: 5g
Proteine: 31g
Carboidrati netti: 8g

Ingredienti:
- 900 gr di petto di pollo disossato senza pelle tagliato a cubetti
- un cucchiaio di succo d'arancia senza zucchero
- un cucchiaio di salsa di ostriche
- due cucchiai di maizena
- un cucchiaio di olio di sesamo
- mezzo bicchiere di salsa di soia
- mezzo bicchiere di brodo di pollo a basso contenuto di sodio
- un bicchiere di sedano tagliato a dadini
- mezzo bicchiere di cipolla gialla tagliata a dadini
- un bicchiere di peperone rosso a dadini
- due bicchieri di cime di broccoli

- due cucchiaini di aglio tritato
- un cucchiaio di zenzero fresco grattugiato
- un peperone serrano piccolo senza semi tagliato a dadini
- un cucchiaio di semi di sesamo
- un cucchiaino di sale marino
- un cucchiaino di pepe nero
- foglie larghe di lattuga per avvolgere
- fette di limone per guarnire

Procedimento:
Mettere la salsa di ostriche, olio di sesamo, succo d'arancia, brodo di pollo e salsa di soia nella crock pot e mescolare bene. Aggiungere pollo e maizena e mescolare a mano. Aggiungere sedano, peperone rosso, cipolla, broccoli, peperone serrano, semi di sesamo, sale marino e pepe nero. Coprire e cuocere per sei ore. Servire su foglie di lattuga con fette di limone per guarnire.

Capitolo 4. Ricette "flash" di zuppe e stufati a basso contenuto di carboidrati 20-25

Pozole di Pollo Piccante

<u>Porzioni: 6</u>
<u>Calorie: 227</u>
<u>Grassi: 6g</u>
<u>Proteine: 21g</u>
<u>Carboidrati netti: 15g</u>

Ingredienti:
- tre bicchieri di pollo cotto a pezzetti
- un cucchiaio di peperone jalapeño tritato
- otto bicchieri di brodo di pollo
- una scatola da 34 cl di hominy bianco essiccato
- un cucchiaio di peperone poblano tritato
- mezzo bicchiere di peperone rosso
- un bicchiere di cipolla gialla a dadini
- due cucchiaini di aglio tritato

- un cucchiaio di succo di lime
- mezzo bicchiere di coriandolo sminuzzato
- un cucchiaino di cipolla in polvere
- una foglia di alloro
- un cucchiaino di sale marino
- un cucchiaino di pepe bianco
- fette di ravanello e quarti di lime per guarnire

Procedimento:

Unire pollo, hominy, brodo di pollo, peperoni jalapeño, peperoni poblano, peperoni rossi, cipolla e aglio nella crock pot e mescolare. Condire con succo di lime, coriandolo, foglia di alloro, cipolla in polvere, sale e pepe bianco. Coprire e cuocere per quattro ore. Servire con guarnizione di ravanelli e fette di lime.

Pollo al Chili

Porzioni: 6
Calorie: 317
Grassi: 14g
Proteine: 29g
Carboidrati netti: 13,5g

Ingredienti:
- quattro bicchieri di pollo cotto a pezzetti
- due cucchiai di olio d'oliva
- due cucchiaini di aglio tritato
- mezzo bicchiere di cipolla gialla tagliata a dadini
- una scatola di fagioli cannellini sgocciolati
- peperoni anaheim senza semi tagliati a dadini
- un bicchiere di coriandolo fresco sminuzzato
- tre bicchieri e mezzo di brodo di pollo a basso contenuto di sodio
- due cucchiaini di cumino in polvere
- un cucchiaino di pepe bianco
- un cucchiaino di sale marino

- un cucchiaio di succo di lime
- un bicchiere di formaggio fresco sbriciolato
- guarnire con fette di lime
- mezzo bicchiere di salsa

Procedimento:

Adagiare i pezzetti di pollo, olio d'oliva nella crock pot e mescolare a mano. Aggiungere aglio, anaheim, cipolla e fagioli cannellini. Aggiungere il brodo di pollo, salsa, coriandolo, cumino, sale marino, pepe bianco, girare e mescolare bene. Cuocere per sei ore a fuoco lento. Mezz'ora prima della cottura aggiungere il formaggio fresco e il succo di lime. Schiaccia leggermente con lo schiacciapatate. Coprire e finire di cuocere. Guarnire con fette di lime per servire.

Zuppa di Pollo al Limone

Porzioni: 6
Calorie: 251
Grassi: 7g
Proteine: 38g
Carboidrati netti: 13g

Ingredienti:
- quattro bicchieri di pollo cotto a pezzetti
- due bicchieri di spaghetti di zucca arrostiti senza buccia
- cinque bicchieri di brodo di pollo
- due cucchiaini di aglio tritato
- mezzo bicchiere di basilico fresco sminuzzato
- mezzo bicchiere di menta fresca sminuzzata
- un cucchiaino di sale marino
- un cucchiaino di pepe nero
- formaggio fresco Asiago grattugiato e fette di limone per guarnire
- un quarto di bicchiere di prezzemolo fresco sminuzzato

Procedimento:

Adagiare il pollo, succo di limone, brodo di pollo, spaghetti di zucca nella crock pot e mescolare. Aggiungere aglio, menta, prezzemolo, sale pepe e basilico. Cuocere a fuoco lento per almeno due ore. Guarnire con formaggio fresco Asiago e fette di limone per servire.

Zuppa di gorgonzola e pomodoro

Porzioni: 6
Calorie: 295
Grassi: 20g
Proteine: 11g
Carboidrati netti: 13g

Ingredienti:
- mezzo bicchiere di cipolla gialla sminuzzata
- due barattoli di pomodori schiacciati con succo
- un cucchiaio di miele
- quattro bicchieri di brodo di pollo
- un cucchiaio di concentrato di pomodoro
- un bicchiere di peperone rosso a dadini
- due cucchiaini di origano fresco sminuzzato
- un cucchiaino di origano
- un cucchiaino di timo
- un cucchiaino di sale marino
- un cucchiaino di pepe nero

- mezzo bicchiere formaggio cremoso leggero
- mezzo bicchiere di gorgonzola sbriciolato
- mezzo bicchiere di panna
- pancetta croccante per guarnire

Procedimento:
Aggiungere pomodoro e succo, concentrato di pomodoro, miele, brodo di pollo e mescolare bene. Aggiungere cipolla gialla, peperone rosso, origano, rosmarino, timo, sale e pepe. Coprire e cuocere per due ore. Rimuovere il coperchio e aggiungere il formaggio cremoso, il gorgonzola e la panna. Cuocere per altri 30 minuti con coperchio. Guarnire con pancetta croccante per servire.

Stufato di salsicce di Chorizo

Porzioni: 6
Calorie: 432
Grassi: 22g
Proteine: 28g
Carboidrati netti: 14g

Ingredienti:
- tre bicchieri di spinaci sminuzzati
- due bicchieri di patate dolci a cubetti
- due bicchieri di funghi misti tagliati in quarti
- due cucchiaini di aglio tritato
- una cipolla rossa sminuzzata
- un bicchiere di peperone rosso sminuzzato
- 450 gr di salsiccia Chorizo sminuzzata
- cinque bicchieri di brodo di manzo a basso contenuto di sodio
- un cucchiaio di succo di lime
- un cucchiaino di salvia
- un cucchiaio di concentrato di pomodoro
- un cucchiaino di origano

- un cucchiaino di sale marino
- un cucchiaino di pepe nero
- formaggio fresco per guarnire

Procedimento:

Aggiungere funghi, spinaci, peperoni rossi, cipolla, aglio e patate dolci nella pentola a cottura lenta. Mescolare a mano. Aggiungere il Chorizo sminuzzato. In una ciotola mescolare insieme succo di lime, brodo di manzo e concentrato di pomodoro. Versare nella pentola. Condire con erbe selezionate, spezie, sale marino e pepe. Guarnire con formaggio fresco sminuzzato per servire.

Bisque cremosa di Zucca

Porzioni: 6
Calorie: 398
Grassi: 25g
Proteine: 22g
Carboidrati netti: 6

Ingredienti:
- 200 gr di pancetta cotta spezzettata
- sei bicchieri di brodo di pollo a basso contenuto di sodio
- mezzo bicchiere di cipolla gialla tagliata a dadini
- due cucchiaini di aglio tritato
- una scatola da 0,38 cl di purea di zucca (non zuccherata)
- un cucchiaino di salvia macinata
- mezzo cucchiaino di noce moscata
- un cucchiaino di sale marino
- un cucchiaino di pepe nero
- mezzo bicchiere di formaggio di capra a pezzi
- un bicchiere di fontina grattugiata
- mezzo bicchiere di panna
- guarnire con semi di zucca tostati

Procedimento:

Mettere la pancetta, il brodo di pollo, l'aglio, la cipolla, la zucca nella crock pot e mescolare bene. Condire con erbe selezionate, spezie, sale marino e pepe. Coprire e cuocere per due ore. A mezz'ora dalla cottura aggiungere la panna, la Fontina e il formaggio di capra e mescolare bene. Guarnire con semi di zucca tostati.

Conclusioni

Spero che tu e i tuoi cari possiate apprezzare e aggiungere queste ricette "flash "per cene a basso contenuto di carboidrati alla vostra dieta così da potervi saziare mentre seguite una dieta a base di pietanze a basso contenuto di carboidrati. Spero che queste ricette vi aiutino a selezionare dei cibi sani fatti in casa che potrete condividere con la vostra famiglia avendo la comodità di sapere che state scegliendo in modo saggio delle pietanze sane per i vostri cari. Queste ricette vi aiuteranno ad avere più tempo libero oltre a preparare dei pasti nutrienti per la vostra famiglia. Godetevi questi pasti a basso contenuto di carboidrati che saranno pronti e aspetteranno di essere gustati al vostro rientro a casa dopo una lunga giornata di lavoro!

Milton Keynes UK
Ingram Content Group UK Ltd.
UKHW022039071223
433957UK00013B/487